AF585933

[Reprinted from
THE JOURNAL OF PSYCHOLOGY, MEDICAL SECTION,
Vol. I. Parts 3 and 4, July, 1921.]

LA TENSION PSYCHOLOGIQUE, SES DEGRÉS, SES OSCILLATIONS[1]

Par PIERRE JANET.

LES OSCILLATIONS DU NIVEAU MENTAL[2].

Les notions relatives à la hiérarchie des actions nous ont déjà permis de classer divers individus suivant qu'ils parviennent à tel ou tel niveau psychologique au-dessus duquel ils ne peuvent pas s'élever. En décrivant les actes réflexes, perceptifs et sociaux, les actes intellectuels élémentaires, les volontés et les croyances immédiates du niveau asséritif, les volontés et les croyances réfléchies, les actes ergétiques et rationnels, les conduites expérimentales et les conduites progressives, nous avons reconnu chemin faisant l'idiot, l'imbécile, le débile mental, l'égoïste passionné, le systématique, l'esprit scientifique, le génie. Mais peu d'hommes restent ainsi fixés à un certain niveau et la notion de la hiérarchie des conduites doit nous permettre aussi de comprendre les changements que présente l'activité quand elle monte ou descend à chaque instant sous une foule d'influences et les phénomènes psychologiques si nombreux qui sont en rapport avec ces changements. Pour vous indiquer l'intérêt de ces recherches je voudrais vous rappeler comment nous pouvons interpréter à ce point de vue les phénomènes si importants de l'agitation et de la dépression qui sont unis ensemble, les divers degrés de la dépression, le rôle des circonstances qui produisent ces dépressions.

I.

Tous les observateurs connaissent ces malades accablés par des sentiments de tristesse, d'ennui, de gêne, d'automatisme, de doute, d'irréel, d'indifférence: ils comparent leur conduite actuelle avec leur conduite passée dont ils ont gardé le souvenir, ils expriment perpétuellement le regret du passé, l'humiliation et la honte du présent et ils tirent de ces idées la matière d'un grand nombre d'obsessions et de délires. De tels malades expliquent eux-mêmes leur état en disant qu'ils sont diminués, qu'ils sont au-dessous d'eux-mêmes. En examinant leur conduite le médecin est embarrassé, il constate au premier abord que ces

[1] Three lectures delivered before the University of London.

[2] Third lecture delivered May 12, 1920.

malades ont des sensations, des mouvements, des associations d'idées, des souvenirs en apparence corrects, il ne voit pas ce qui leur manque, il est disposé à croire qu'ils se trompent et à les traiter de malades imaginaires. Chez un certain nombre de ces malades on doit remarquer d'abord que les fonctions psychologiques sont diminuées: les actes n'ont ni la force, ni la vitesse, ni surtout la durée normale. Au début toutes les actions semblent pouvoir être exécutées correctement, mais après peu de temps ou après un petit nombre de répétitions ces mêmes actions deviennent difficiles, pénibles, elles sont accompagnées d'agitations et ne tardent pas à devenir impossibles. Il s'agit là d'une diminution de la force psychologique dont nous avons relevé la grande importance. Nous n'insisterons pas maintenant sur ces asthénies simples, elles se présentent rarement à l'état pur, le plus souvent les malades présentent en même temps des troubles d'une autre nature. Pour apprécier les asthénies il est nécessaire de connaître les autres troubles plus importants, les agitations et les dépressions proprement dites qui expliquent et qui justifient les sentiments présentés par les malades.

Dans un grand nombre de cas les actes au lieu d'être diminués paraissent au contraire exagérés: le malade remue beaucoup, il accomplit des actes de défense, de fuite, d'attaque, il parle énormément, il paraît évoquer beaucoup de souvenirs et combiner toutes sortes de récits dans des rêveries interminables. Mais examinez la valeur et le niveau de tous ces actes, ce sont de simples gestes, des tics, des commencements d'actes inachevés, des secousses des membres ou des secousses de la poitrine, des rires, des sanglots, des efforts respiratoires, en un mot des réactions simplement réflexes ou perceptives en rapport avec des stimulations immédiates sans inhibition, sans choix, sans adaptation, sans réflexion. Les pensées qui remplissent ces ruminations sont enfantines et bêtes comme les actes sont grossiers et maladroits, il y a un retour manifeste à l'enfance et à la barbarie et la conduite de l'individu agité est bien au-dessous de celle qu'il devrait normalement avoir. Il est facile de traduire ces faits dans le langage que nous avons adopté: l'agitation consiste tantôt dans une activation complète de tendances inférieures, tantôt dans une activation très incomplète de tendances un peu plus élevées mais encore fort au-dessous de celles que le sujet devrait utiliser.

C'est qu'en réalité l'agitation n'existe jamais seule et qu'elle est toujours accompagnée par un autre phénomène très important qu'elle dissimule quelquefois, je veux parler de la dépression caractérisée par la diminution ou la disparition des actions appartenant aux niveaux les plus élevés de la hiérarchie. On observe toujours que chez ces malades certaines actions ont disparu, que certains actes exécutés autrefois rapidement et aisément ne peuvent plus être accomplis. Ces individus semblent avoir perdu leur délicatesse, leur altruisme, leur critique intelligente. L'arrêt des tendances éveillées par la stimulation, la transformation des tendances en idées, la délibération, la réflexion, l'essai semblent supprimés aussi bien que l'effort moral et l'appel aux réserves pour exécuter un acte pénible. Il y a visiblement un abaissement du niveau psychologique et il est juste de dire que ces individus sont au-dessous d'eux-mêmes.

Ces deux phénomènes, l'agitation et la dépression sont presque toujours associés: il est probable que cette union dépend de quelque loi très générale relative à la dépense des forces psychologiques. Il est probable que les phénomènes supérieurs exigent sous une forme de concentration, de tension particulière, beaucoup plus de force que les phénomènes d'un ordre inférieur, quoique ceux-ci puissent paraître extérieurement plus violents et plus bruyants. "Quand une force primitivement destinée à être dépensée pour la production d'un certain phénomène supérieur reste inutilisée parce que ce phénomène est devenu impossible il se produit des dérivations, c'est-à-dire que cette force se dépense en produisant en grande quantité d'autres phénomènes inutiles et surtout bien inférieurs[1]."

Pour ne prendre qu'un exemple considérons un moment le trouble banal de la timidité. Le timide qui a entrepris de parler en public ne peut pas y parvenir, il ne peut pas soutenir une conversation, il ne peut même pas entrer correctement dans un salon. C'est, dit-on, qu'il est troublé par l'émotion: il a des palpitations, des spasmes respiratoires, des secousses musculaires, un afflux d'idées dans la conscience, ce sont ces phénomènes d'agitation qui le gênent et qui l'empêchent d'agir. Si ces phénomènes ne le troublaient pas, il serait fort capable de bien s'exprimer: il réussit fort bien à faire tout seul dans sa chambre en parlant à des chaises la conférence qu'il ne peut pas faire devant le public. Il y a là un malentendu: l'action accomplie quand on est seul est une tout autre action que l'action faite devant le public, la première peut n'être qu'un bavardage du niveau des actes intellectuels élémentaires, la seconde demande un acte du niveau ergétique ou rationnel. Celle-ci se complique encore par l'acte d'affirmer sa personne, de l'exposer aux jugements d'autrui: c'est une de ces conduites relatives à la valorisation de la personne qui jouent un rôle essentiel dans les conduites ergétiques. Il est facile de constater que le timide est en réalité incapable d'une action de cet ordre élevé et

[1] *Obsessions et psychasténie*, 1903, I. p. 559.

que la dérivation se produit toutes les fois qu'il est amené à essayer d'en accomplir une semblable. Sans doute il y a des cas embarrassants que nous aurons l'occasion de signaler tout à l'heure quand nous parlerons de l'émotion où la dépense excessive de forces peut être jusqu'à un certain point primitive et amener à sa suite l'épuisement et la dépression mais en général l'agitation et la dépression se développent parallèlement.

L'abaissement de la tension psychologique est quelquefois si net que certains phénomènes caractéristiques apparaissent au moment où il se produit. Dans notre première réunion nous avons déjà fait allusion au phénomène de la décharge qui permet d'interpréter bien des troubles pathologiques. Quand nous faisions autrefois l'étude des crises nerveuses, des attaques hystériques ou des accès épileptiques nous avons trop considéré l'attaque en elle-même pendant son développement; il faudrait à mon avis étudier davantage l'état physiologique et psychologique du sujet avant la crise et après la crise, on noterait des changements fort importants qui nous apprendraient beaucoup sur cette dynamique psychologique dont j'essaye de vous montrer l'importance. Déjà les anciens observateurs comme Briquet avaient observé que "malgré le brisement qui suit immédiatement l'attaque spasmodique les femmes hystériques se sentent plus légères, les membres plus dispos et l'esprit moins préoccupé qu'avant l'attaque." Avant l'attaque il y avait disproportion entre la quantité et la tension des forces psychologiques et la dépense des forces pendant l'attaque a rétabli cet équilibre dont j'ai essayé de vous montrer l'importance.

Très souvent l'attaque nous permet d'observer un autre fait également bien instructif, c'est le phénomène de la détente. On peut constater des faits de ce genre au cours des traitements des malades déprimés et il constitue malheureusement un des plus grands obstacles à leur guérison. Par différents procédés nous avons déterminé une excitation, c'est-à-dire que nous avons obtenu un fonctionnement plus actif et la restauration des activités dont le sujet paraissait incapable: les amnésies, les paralysies, les doutes, les obsessions et même quelquefois les délires semblent avoir disparu, la guérison des troubles mentaux semble complète. Mais après un temps variable, après quelques jours ou quelques heures survient une attaque plus ou moins violente et au réveil les mêmes symptômes sont réapparus car la dépression est de nouveau la même. Il n'y a pas eu simplement décharge des forces surabondantes, il y a eu changement de toute l'activité psychologique et diminution de la tension. Les accès épileptiques surtout nous permettent trop souvent de constater cette déchéance: l'état mental d'un épileptique avant et après la crise pourrait souvent être représenté par une figure schématique où la courbe de la tension psychologique nous montrerait la profondeur de la chute pendant l'accès quand le malade retombe au niveau des actes simplement réflexes et quand son agitation convulsive n'est qu'une dérivation par arrêt complet des phénomènes supérieurs, puis elle nous montrerait le relèvement d'abord assez rapide ensuite plus lent des fonctions psychologiques et enfin l'arrêt plus ou moins prolongé à un niveau inférieur à celui où se plaçait le malade avant l'accès. De telles courbes d'ailleurs pourraient être employés dans bien d'autres cas pour caractériser bien des troubles névropathiques où l'on observe également des phénomènes analogues de détente[1].

Il n'est pas nécessaire qu'il y ait une crise convulsive pour que nous observions des détentes importantes, nous les constatons après des crises de pleurs, des migraines, des agitations variées. D'ailleurs la détente ne se manifeste pas toujours d'une manière aussi visible: elle peut se faire graduellement d'une manière insensible, mais toujours on constatera dans les troubles des névroses et des psychoses qu'il y a une dépression plus ou moins accompagnée d'agitation.

II.

La connaissance de la hiérarchie des fonctions psychologiques peut nous aider à mettre un peu d'ordre dans la description des innombrables troubles de l'esprit observés et décrits isolément comme au hasard par les moralistes et par les médecins. Il faut cesser de mettre une cloison imperméable entre les erreurs et les fautes, les bizarreries du caractère décrits par les moralistes et les romanciers et les maladies de l'esprit étudiées par les médecins. Les aliénistes ne doivent pas non plus se borner à décrire isolément les aboulies du psychasténique, les états mélancoliques, les états confusionnels, etc.: ils doivent établir les relations de ces divers états les uns avec les autres. Il me semble possible de démontrer que la plupart de ces troubles de la conduite ne sont que des degrés de la même dépression plus ou moins profonde. La profondeur de l'abaissement est caractérisée par le nombre plus ou moins grand des fonctions supérieures qui sont altérées ou supprimées et par le degré qu'occupent dans la hiérarchie les fonctions conservées et exagérées. Ce sont ces degrés de profondeur dans la dépression qui donnent aux différents troubles de l'esprit leur apparence si distincte.

Nous ne pouvons faire à ce propos que quelques remarques générales:

[1] *Les médications psychologiques*, 1920, III. p. 124; cf. *Ibid.* pp. 115, 122, 273-277.

certaines dépressions n'atteignent que les degrés les plus élevés de la hiérarchie psychologique, les fonctions progressives ou les expérimentales ou même les tendances rationnelles. Ces dépressions légères sont le plus souvent compatibles au moins en apparence avec la santé normale et les hommes ne sont pas habitués à les considérer comme des maladies; les troubles qu'elles déterminent sont appelés des erreurs logiques ou des fautes morales. Un esprit faux, un individu qui ne tient pas compte des souvenirs dans sa conduite présente, qui "donne le coup de pouce à l'expérience," paraît simplement raisonner mal; le paresseux, celui qui manque de courage, qui ne tient pas ses engagements, c'est-à-dire qui descend au-dessous des tendances ergétiques et rationnelles, se conduit mal et fait une faute morale. Quand le trouble atteint les tendances réfléchies et détermine les aboulies, les doutes, les phobies, nous commençons à parler de névroses. Mais nous n'hésitons pas à employer les mots de psychose et d'aliénation quand il s'agit des délires pithiatiques ou des confusions mentales où apparaissent les agitations ou les insuffisances des opérations asséritives ou des intellectuelles élémentaires. Enfin nous découvrirons des maladies du système nerveux, de vraies lésions organiques quand nous constaterons des altérations des actes perceptifs ou des réflexes. Nous ne devons cependant pas oublier que toutes ces altérations sont au point de vue psychologique de la même nature et se rattachent les unes aux autres d'une manière continue.

En nous plaçant à un autre point de vue les mêmes notions nous permettront de déterminer l'importance de tel ou tel syndrome en le situant à sa place dans une série. Pour prendre un exemple, vous connaissez ces malades si intéressants rattachés autrefois par Krishaber à la névrose cérébro-cardiaque, ces malades qui se plaignent d'avoir perdu la réalité des objets ou la réalité d'eux-mêmes: "Je ne sais plus si le monde existe...je me demande si les objets qui m'entourent ne sont pas un rêve, une comédie....Il me semble que je suis morte et entourée de cadavres dans un tombeau noir....Ma personne réelle a disparu et vous ne parlez qu'à une ombre vaine de moi-même...." Ces malades ont justement attiré l'attention des philosophes et vous vous rappelez la page brillante de Taine qui voit dans l'étude de ces malades toute une restauration de la philosophie: "une observation de ce genre valant plus, disait-il, que tout un volume de métaphysique sur la substance du moi." J'ai recueilli longuement au moins 60 observations de ces malades qui sont plus nombreux qu'on ne le croit, j'ai noté avec curiosité toutes les variétés quelquefois bien bizarres du phénomène, et à bien des reprises j'ai proposé une interprétation de ce curieux symptôme. Il me semble indispensable d'écarter les théories qui cherchent à expliquer ce trouble par des modifications des sensations élémentaires, qu'il s'agisse des sensations externes ou des sensations internes, d'écarter les théories qui rattachent le sentiment de l'irréel à des altérations des sensations viscérales ou des sensations musculaires, à quelque trouble de ce qu'on a appelé "la somato-psychose ou la myo-psychose." D'abord des troubles réels de ces sensations tels qu'on les observe dans des maladies organiques, dans le tabes en particulier, ne s'accompagnent de rien de semblable; en outre, comme je le répète depuis trente ans, les mesures les plus précises n'ont jamais permis de constater aucun trouble d'une sensibilité interne, externe, viscérale ou musculaire chez les douteurs de ce genre. Continuer à répéter que le doute de la personne dépend d'une perte de la "somatognose" c'est expliquer un symptôme réel par un mot vide et par un symptôme imaginaire, obscurum per obscurius. Il me semble plus intéressant et moins ambitieux de constater simplement la nature et la profondeur des troubles de la conduite qui accompagnent le sentiment de l'irréel et de situer ces troubles à leur place dans la série des dépressions. Or ce trouble n'apparaît jamais ni dans les dépressions légères ni dans les dépressions profondes: il n'existe jamais ni chez le neurasthénique léger ni chez le mélancolique. Il n'apparaît que chez le psychasténique au niveau des troubles de la réflexion; il se développe parallèlement aux troubles de la passion, de l'égoïsme, de la conduite intéressée. Ces individus qui doutent de la réalité de leur personne "ne s'aiment plus eux-mêmes" et se plaignent de n'avoir plus de passion pour rien, "je sais bien, répètent-ils en gémissant, que si je pouvais avoir une grande passion je guérirais tout de suite." Ils ne savent plus mettre dans une conduite l'intérêt de toute leur personne, en un mot ils ne savent plus adopter une volonté ni une croyance après réflexion. Ces observations m'ont amené à penser, comme je vous l'ai dit rapidement dans notre dernière leçon, que la conduite réfléchie amène la croyance à la réalité et au présent comme l'assentiment simple sans réflexion donne naissance à la simple notion d'être, d'existence. Sans doute ce n'est pas là une explication complète mais c'est une indication utile sur la direction des recherches, sur la nature des conduites qu'il faut étudier pour comprendre le phénomène.

Considérons un autre phénomène pathologique qui a également joué un grand rôle dans les études récentes, le phénomène de la suggestion. Il s'agit d'un assentiment, c'est-à-dire d'une volonté ou d'une croyance ordinairement complète et parvenue à son dernier degré d'activation, cet assentiment d'ordinaire s'accorde mal avec la réalité et nous paraît contenir une erreur. Mais cette exécution complète et ce caractère erroné ne suffisent pas pour caractériser la suggestion car toutes les volontés complètes, toutes les certitudes absolues même quand elles aboutissent à des erreurs ne sont évidemment pas des suggestions. Le caractère essentiel de la suggestion doit être tiré de la manière dont le sujet arrive à cet assentiment, du mécanisme psychologique de cet assentiment. Le fait essentiel c'est que l'assentiment de l'individu suggestionné est immédiat, sans réflexion: il appartient au niveau des tendances assséritives que l'on peut appeler aussi en raison de ce fait des tendances pithiatiques. Il y a là un assentiment analogue à celui des peuplades primitives ou à celui des individus atteints de débilité mentale; il est déterminé uniquement par la force momentanée que prend dans l'esprit du sujet une phrase, une expression particulière. Cette force particulière vient des circonstances environnantes, quelquefois simplement du sentiment qui l'accompagne, de l'influence de la personne qui énonce la phrase avec autorité, qui la répète avec énergie ou avec douceur. La suggestion est l'assentiment immédiat à une formule verbale qui s'impose, elle rentre dans le groupe important des impulsions.

Mais pourquoi sommes-nous surpris de ce genre d'assentiment et lui trouvons-nous un caractère anormal tandis que nous ne remarquons pas le caractère analogue des assentiments chez les débiles? C'est que les sujets sur lesquels on a observé des suggestions ne sont d'ordinaire ni des sauvages ni des véritables débiles: ce sont des individus capables de réflexion et qui dans la plupart des circonstances de la vie utilisent la réflexion plus ou moins habilement. D'ailleurs ces sujets ont à propos de la proposition suggérée un début de réflexion et on peut constater chez eux un essai de délibération ou de raisonnement. Mais comme on l'observe chez des individus incapables de conduire jusqu'au bout une discussion, leur délibération ne peut pas être prolongée et surtout ne peut pas aboutir à une décision réfléchie capable de donner à l'assentiment son dernier perfectionnement. Cependant la proposition se transforme tout de même en assentiment parce que le sujet semble renoncer à la réflexion et retombe dans une forme inférieure d'assentiment, l'assentiment immédiat sans réflexion. Nous sommes surpris de ce changement de conduite et le sujet s'en étonne lui-même: il ne retrouve pas dans l'acte ainsi accompli le sentiment de personnalité et de réalité qu'il était accoutumé à constater dans sa conduite: "Ce n'est pas moi qui ai agi, répète-t-il souvent, ce sont mes mains...j'ai été transformé en machine, j'ai agi comme dans un rêve...."

Le problème de la suggestion consiste à comprendre comment un individu ordinairement capable de réflexion cesse tout à coup de pouvoir réfléchir et tombe dans un état inférieur où l'assentiment est déterminé d'une tout autre manière[1]. Il y a là une dépression particulière qui dépend évidemment d'une certaine prédisposition mais qui est produite momentanément par des influences capables d'abaisser la tension psychologique et c'est la connaissance de ces influences qui donnera l'explication complète de la suggestion elle-même.

III.

Dans d'autres expressions psychologiques ou médicales on tient compte non seulement du degré de la dépression, mais encore de la cause de la dépression et il faut nous placer à ce point de vue pour comprendre les deux notions importantes de l'épuisement et de l'émotion.

L'épuisement ne doit pas être confondu avec la fatigue: la fatigue est un ensemble d'actions, une conduite qui réduit la dépense des forces et qui a pour but d'éviter l'épuisement; c'est une réaction plus ou moins élevée suivant le cas qui peut contenir des actes intelligents, réfléchis, rationnels même et qui rétablit l'intégrité de la force et de la tension psychologique. Cette conduite devient impossible dans l'épuisement réel: les individus épuisés ne sentent pas la fatigue, c'est-à-dire qu'ils ne commencent même pas au degré du désir les actes du repos, ils ne sont plus capables de la conduite élevée qui constitue la fatigue. L'épuisement en effet est quelque chose de tout différent, ce n'est pas une conduite normale, c'est un état anormal caractérisé par la diminution des forces disponibles et dans les cas graves par l'abaissement de la tension, c'est en réalité une véritable dépression plus ou moins profonde. Mais nous employons un mot nouveau pour la désigner parce que nous nous préoccupons de sa cause. Nous laissons de côté les dépressions constitutionnelles, celles qui sont produites par des intoxications ou des infections et quand nous parlons de l'épuisement proprement dit nous ne nous occupons que des dépressions qui semblent en rapport avec l'exécution même des actes.

Une notion importante dont une psychologie trop théorique ne tient pas assez de compte c'est que les actions dépensent des forces, c'est qu'elles sont coûteuses. "Le problème de la dépense psychologique, du coût de l'actions sera plus tard un problème capital de la psychologie et de la psychiatrie: aujourd'hui il est à peine soupçonné. Il nous suffit de rappeler ici à ce propos quelques notions pratiques: il est certain que certains actes sont plus coûteux que les autres et épuisent davantage les forces, c'est là l'origine d'une foule d'accidents nerveux. Mais il est

[1] *Les médications psychologiques*, 1920, I. pp. 203, 249–293.

difficile de préciser et de dire quels sont ces actes et quels sont les caractères qui les distinguent d'autres actions moins dangereuses[1]."

Il ne s'agit pas uniquement de la force des mouvements, mais surtout de la nature psychologique de l'acte. J'ai beaucoup insisté autrefois sur une catégorie d'actes qui déterminent souvent et facilement de l'épuisement: il s'agit des actions sociales qui sont presque toujours fort coûteuses. D'autres caractères semblent aussi rendre un acte coûteux, la complexité de l'acte, la rapidité avec laquelle il doit être accompli ont joué dans bien des cas un rôle important. Il faut bien se rendre compte que ces caractères modifient les actions. "Nous constatons cette transformation quand il s'agit de la rapidité: on ne peut pas accélérer la marche sans la transformer en course, on ne peut pas accélérer l'écriture sans adopter une écriture sténographique toute différente. Un voyage précipité qui réclame l'usage des automobiles et des trains exprès n'est pas identique à une promenade à pied, il réclame d'autres préparations, d'autres combinaisons, d'autres dépenses. Il ne suffit pas de savoir parler pour se servir correctement du télégraphe et du téléphone et la simple arithmétique ne suffit pas pour faire rapidement les calculs d'une usine ou d'une grande maison de commerce."

Un acte qui répond à une situation complexe n'est pas simplement un acte composé de mouvements plus nombreux, un acte qui réclame la mise en jeu d'un plus grand nombre de muscles, c'est un acte unique, quelquefois fort simple, mais d'un degré plus élevé dans la hiérarchie et demandant une tension psychologique plus grande. Une situation complexe au lieu d'éveiller une tendance unique comme pourrait faire une perception éveille presque toujours dans l'esprit la pensée de plusieurs conduites et donne naissance à des conflits: on ne peut alors réagir que par une délibération, par un choix, par une décision. Le sentiment de la responsabilité n'est pas autre chose que la représentation vive des motifs quand ceux-ci impliquent des conséquences graves de l'action. Ces opérations de la délibération et de la décision transposent immédiatement la conduite: au lieu des conduites appétitives qui correspondent au stade du désir et de l'assentiment simple elles exigent la conduite réfléchie qui correspond au stade de la réflexion et du contrôle des désirs. Le degré de la tension psychologique est devenu immédiatement beaucoup plus élevé. Aussi n'est-il pas étonnant que bien des individus soient incapables d'exécuter de tels actes correctement et que des conflits de conscience créés par les circonstances complexes soient l'occasion de bien des épuisements.

[1] *Les médications psychologiques*, II. p. 81.

On pourrait faire des remarques analogues sur les exécutions difficiles des actions, sur leur nouveauté, leur durée, leur prolongation après un échec. La transformation d'une conduite même réfléchie en une conduite caractérisée par l'effort et le travail est loin d'être insignifiante, elle est un passage à un état de tension bien plus élevé, c'est pourquoi demander une action de longue durée ou une attente c'est exiger un acte élevé et coûteux.

Nous en arrivons toujours à cette conclusion c'est qu'un acte est plus coûteux, plus propre à provoquer l'épuisement quand il est plus élevé. Il semble véritablement que l'acte d'un niveau supérieur demande pour être exécuté une dépense de forces considérable et cette remarque doit être ajoutée à nos observations précédentes sur la loi de dérivation pour nous montrer que l'action supérieure concentre les forces sous une forme particulière. Sans doute la pensée réfléchie épargnera bien des mouvements dangereux ou inutiles et déterminera au total une économie considérable des forces: la science n'a-t-elle pas pour rôle principal d'économiser les forces humaines? Il s'agit là sans doute d'un bon placement, d'une excellente spéculation; mais l'économie et les bénéfices n'existeront que dans l'avenir et pour le moment le placement demande une mise de fonds considérable. Les spéculations sont toujours dangereuses et les grandes dépenses même susceptibles plus tard d'un excellent rapport peuvent facilement amener la ruine. Il ne faut donc pas se tromper sur le caractère actuellement coûteux des actes élevés dans la hiérarchie. La principale cause de l'épuisement est l'action, surtout l'action élevée réclamée par les circonstances difficiles quand elle n'est pas en proportion avec les ressources du sujet.

Une autre cause intervient dans les dépressions, c'est l'émotion: le rôle qu'elle joue dans ces phénomènes permet de comprendre sa véritable nature et de nous rendre compte que l'émotion n'est pas autre chose qu'un épuisement d'une espèce particulière. Dans une étude que je présentais il y a dix ans à la Société neurologique de Paris[1] j'ai cherché à montrer que l'émotion était un trouble de l'action survenant au moment où le sujet était placé dans des circonstances particulières auxquelles il était mal adapté par ses tendances antérieures et auxquelles il ne parvenait pas à réagir correctement. Le trouble consistait en agitations de toute espèce et en impuissances, c'est-à-dire que l'on observait le fonctionnement exagéré de tendances inférieures et des insuffisances de certaines conduites supérieures qui auraient été nécessaires pour déterminer une

[1] "Rapport sur le problème psychologique de l'émotion," *Revue neurologique*, 30 Décembre, 1909; cf. *Les médications psychologiques*, 1920, II. p. 41.

réaction complète. En un mot l'émotion consiste essentiellement en une dépression survenant plus ou moins rapidement à la suite d'une circonstance à laquelle l'individu n'a pas réussi à s'adapter.

Nous avons quelque peine à comprendre ce phénomène car d'ordinaire la dépression est déterminée par un épuisement à la suite d'une dépense excessive. Or il nous semble que dans ce cas le sujet n'a pas eu le temps de s'épuiser par l'action car l'émotion survenant dès la perception des circonstances difficiles a empêché l'action elle-même. Comment peut-on parler ici d'une action excessive puisque le sujet n'a pas agi et où peut-on voir avant l'émotion une dépense excessive de forces?

Distinguons d'abord ces épuisements tardifs qui sont si fréquents dans les émotions: le sujet ne semble pas extrêmement troublé après l'événement, il reste des jours et des mois un peu triste et inquiet mais assez normal en apparence et après cette période que Charcot appelait autrefois la période de rumination il tombe dans une dépression grave qui manifeste un épuisement considérable. C'est que pendant cette période d'incubation il a continué sans pouvoir s'arrêter des efforts d'adaptation à une situation mal liquidée et qu'il s'est épuisé dans un travail interminable et inutile[1].

Mais il y a aussi des épuisements rapides succédant presque immédiatement à la perception de la situation émotionnante. C'est que dans certains cas il y a dès ce moment de grandes dépenses de force. Précisément parce que la stimulation de la circonstance n'éveille pas une tendance bien organisée capable de réagir d'une manière adéquate qui liquide la situation, il y a éveil de nombreuses tendances élémentaires fortement chargées. Dans ces circonstances s'éveillent en effet l'instinct de la protection vitale, l'instinct de la fuite ou du combat, les tendances sexuelles, les tendances à défendre sa famille, sa fortune, ou simplement ces tendances puissantes chez l'homme en société à défendre sa propre réputation, sa valeur sociale en danger, tendances qui jouent un si grand rôle dans la crise d'intimidation. Il y a même des tendances moins précises, des tendances primitives au mouvement incoordonné qui ont simplement pour rôle de mobiliser une grande quantité de forces toutes les fois que la stimulation ne rencontre pas une tendance bien organisée et suffisante pour la réaction, c'est la tendance à chercher une issue à tout prix. Toutes ces tendances élémentaires ont un caractère commun: c'est d'être fortement chargées et de mobiliser de grandes forces.

Ces forces devraient être arrêtées dans leur mobilisation excessive,

[1] *Les médications psychologiques*, 1920, II. pp. 268–276.

utilisées, canalisées et même remises en réserve par l'éveil simultané de tendances supérieures. Un des caractères des tendances supérieures sur lequel nous revenons sans cesse c'est d'utiliser sous une forme particulière de grandes forces, de les transformer, de les mettre en réserve sous forme de croyances et de résolutions contenant de nouveau une forte charge latente. Elles peuvent donc arrêter, drainer les forces mobilisées et réduire leur dépense.

Il peut y avoir disproportion entre les forces mobilisées des tendances inférieures et celles des tendances supérieures éveillées en même temps. Cela peut arriver quand le danger réel ou imaginaire est vraiment considérable. Cela arrive aussi quand le sujet présente à la suite d'habitudes antérieurement acquises une disposition à grossir le danger, à se défier de lui-même, à considérer toujours ses propres réactions comme insuffisantes, à se préparer toujours à un effort énorme. Un commerçant avisé qu'il aurait le lendemain une traite à payer vend des valeurs et mobilise une somme de 20,000 francs, le lendemain la traite à payer était de 10 francs. Des dispositions de ce genre sont des facteurs importants de l'émotivité. Mais une seconde condition est encore plus importante, c'est une faiblesse des tendances supérieures déjà réduites par un abaissement préalable de la tension psychologique. C'est la dépression préexistante qui prépare l'émotivité et qui bien entendu est augmentée encore par l'émotion nouvelle de telle manière que les troubles nerveux et mentaux de la dépression se précipitent en boule de neige. Dans des cas de ce genre l'équilibre ne peut pas s'établir et il y a dès le début de l'émotion une dépense excessive de forces qui s'écoulent comme par une fuite.

Ces forces trop considérables viennent inonder les centres inférieurs et même les centres du système sympathique et déterminent ces dérivations, ces agitations viscérales qui ont joué un rôle considérable dans certaines "théories viscérales de l'émotion" mais qui doivent être considérées aujourd'hui comme secondaires. Ces agitations ne doivent pas faire oublier l'épuisement qui les accompagne et qui est augmenté par elles. Nous ne pouvons insister maintenant sur les mécanismes variés de cette dépense excessive dans l'émotion ni sur toutes les observations que l'on pourrait rappeler à ce propos. Nous ne devons retenir qu'une seule conclusion utile, c'est qu'au point de vue médical l'émotion se présente comme une forme particulière des dépressions par épuisement.

Pour comprendre la vie de l'esprit il faut reconnaître que la dépression et l'abaissement de la tension ne constituent pas les seuls changements que présente la conduite des hommes. Il faut faire aussi une place importante au phénomène inverse de l'excitation. Celle-ci consiste essentiellement en une élévation rapide de la tension psychologique au-dessus du niveau où elle était restée pendant un certain temps.

L'excitation ainsi entendue comporte des phénomènes essentiels inverses de ceux qui ont été observés dans la dépression, c'est-à-dire des phénomènes d'adaptation et de calme. Les tendances plus élevées qui précédemment ne pouvaient s'activer parviennent facilement à l'acte complet et même se précisent et se développent. C'est à ce moment que se fondent les souvenirs nouveaux et les habitudes nouvelles qui deviennent le point de départ de nouvelles tendances. En même temps les dérivations précédentes disparaissent et les actions même compliquées et rapides sont faites avec calme sans être accompagnées d'autres conduites exagérées et inutiles.

Nous avons insisté sur la psychologie de la dépression et nous ne pouvons étudier en détail les sentiments caractéristiques de plaisir, de joie, d'intérêt, de confiance, d'indépendance qui accompagnent l'excitation. Il nous suffit de rappeler que ce phénomène de l'excitation est aussi réel et important que le premier et qu'il détermine un grand nombre de symptômes que l'on observe au cours des névroses.

Les conditions qui semblent déterminer l'excitation sont moins connues et moins bien analysées que celles de la dépression. Nous savons que certains états physiologiques, que l'ingestion de certains poisons comme l'alcool, l'opium jouent un grand rôle, mais nous devons constater également que la grande cause de l'excitation se trouve dans les actions humaines comme la grande cause de la dépression. Les alimentations, les marches, les batailles, les actes sexuels, les dangers, les aventures de toute espèce ont été dans une foule de cas le point de départ d'excitations remarquables. C'est d'ailleurs ce qui est mis en évidence par certaines impulsions que l'on observe fréquemment chez les névropathes. Il est impossible de comprendre l'alcoolisme, la morphinomanie, la dromomanie, l'érotomanie si l'on continue à répéter que le malade délire complètement quand il réclame son poison ou son amour. Les actes des impulsifs ne deviennent absurdes que par la manière dont ils sont exécutés, mais ils ont un point de départ absolument juste, c'est que ces actions en déterminant de l'excitation peuvent dans certains cas modifier d'une manière favorable toutes les activités[1].

[1] *Les médications psychologiques*, III. p. 195.

Ainsi toute action peut avoir deux effets différents: elle est d'un côté coûteuse et épuisante et de l'autre elle enrichit et elle excite. Même au cours de la vie normale nous avons appris à utiliser volontairement ces changements de force et de tension déterminés par l'action. Quand nous nous reposons, quand nous nous détendons au milieu d'amis, quand nous nous endormons nous baissons la tension; au contraire, quand nous commençons un acte, quand nous sommes en public, quand nous nous préparons à la lutte ou simplement quand nous nous réveillons nous nous tendons davantage. Bien des thérapeutiques dont les anciennes métallothérapies, les aesthésiogénies, les traitements par le travail ou par l'enthousiasme sont les types sont fondées sur l'utilisation de ces phénomènes.

Si nous nous rendons compte de l'importance de ces deux phénomènes opposés de la dépression et de l'excitation nous pouvons comprendre beaucoup mieux la vie de l'esprit, les oscillations de la conduite. La conduite des hommes semble bien compliquée et difficile à prévoir et cela paraît être en opposition avec la science psychologique des tendances. Si nous connaissons les tendances qui existent dans un individu et les circonstances qui agissent sur lui nous devons pouvoir prédire exactement ses réactions et cependant la conduite paraît imprévisible. Sans parler ici du rôle joué par les inventions et les progrès la grande difficulté de la prévision dépend de ce fait trop méconnu c'est que l'homme change sans cesse, c'est qu'à deux moments différents il ne présente pas le même mécanisme ni les mêmes tendances. Tantôt il n'a que des tendances inférieures qui fonctionnent suivant leurs lois, tantôt il est capable d'actions d'un niveau plus élevé qui ont d'autres lois. Ce changement peut se produire rapidement et à tout instant: il y a des oscillations rapides, de véritables crises de psycholepsie; il y a aussi des changements lents dans lesquels l'esprit descend ou monte graduellement. Certaines de ces oscillations sont courtes et l'esprit ne reste qu'un moment en haut ou en bas, d'autres sont lentes et donnent l'illusion de la stabilité. Voilà quelque chose qui complique singulièrement les prédictions de notre courte science et qui nous explique la complexité de la vie.

Beaucoup de faits importants de la vie normale et de la vie pathologique restaient confinés dans les romans et dans les écrits littéraires; la considération des degrés de la tension psychologique et des oscillations de l'esprit permettra peut-être de leur donner une place dans une psychologie plus vivante. C'est pourquoi j'ai essayé dans un tableau évidemment trop raccourci de vous donner le sentiment de ce que pourrait être une psychologie de ce genre à la fois objective et dynamique. Dans un pays où les études sur l'évolution se sont si brillamment développées, où l'on essaye aujourd'hui d'appliquer les idées profondes de Hughlings Jackson sur l'évolution et la dissolution du système nerveux à l'interprétation de bien des faits pathologiques, j'espère que ces réflexions générales seront accueillies avec indulgence et je vous remercie encore de l'occasion qui m'a été donnée de les exprimer devant vous.

The *British Journal of Psychology* is issued by the British Psychological Society and will henceforth be published in two Sections, a *General Section* and a *Medical Section*. Each *Section* will appear in parts quarterly, the size and price of each part varying with the amount of material available.

Papers for publication in the *Medical Section* should be sent to Dr T. W. MITCHELL, Hadlow, Kent. Those for publication in the *General Section* should be sent to Dr C. S. MYERS, Gonville and Caius College, Cambridge.

Contributors receive twenty-five copies of their papers free. Additional copies may be had at cost price; these should be ordered when the final proof is returned.

The subscription price, per volume of about 350 pages, Royal 8vo, for either *Section*, payable in advance, is 25*s*. net per volume (post-free). Subscriptions may be sent to any Bookseller, or to the Cambridge University Press, Fetter Lane, London, E.C. 4.

www.ingramcontent.com/pod-product-compliance
Lightning Source LLC
LaVergne TN
LVHW052036160826
845678LV00003B/1368

* 9 7 8 2 3 2 9 6 3 4 2 3 4 *